QUELQUES MOTS

SUR

LE CHOLERA-MORBUS

ÉPIDÉMIQUE.

QUELQUES MOTS

SUR LE

Choléra-Morbus

ÉPIDÉMIQUE

ET SUR LES MOYENS

DE S'EN PRÉSERVER,

PAR

M.' LEJUMEAU DE KERGARADEC,

Docteur en Médecine, etc.

✳

Principiis obsta !

SE VEND

AU PROFIT DE LA SOUSCRIPTION POUR LES CHOLÉRIQUES.

QUIMPER. — 1832.

A **Messieurs les Membres de la Commission Médicale de Quimper,**

Hommage reconnaissant

de l'Auteur,

Pour le zèle actif et bienveillant avec lequel ils ont coopéré aux mesures prises dans la vue de détourner l'Épidémie ou d'en atténuer les effets.

LEJUMEAU DE KERGARADEC.

L'épidémie de Choléra-Morbus asiatique vient de se manifester à Quimper. Le premier malade qui en a présenté les symptômes, parti d'Alger et de Toulon, avait passé par Nantes; prédisposé par son état antérieur de santé, il a pu y recevoir le germe de la maladie. Un autre individu venant d'Ancône, voyageant à pied avec sa femme, par journées d'étapes, et qui avait aussi traversé la ville de Nantes, est également mort du Choléra à l'Hôtel-Dieu de notre ville. D'autres cas se sont présentés depuis à l'hôpital et à domicile, et l'on doit s'attendre à de nouvelles explosions.

Ainsi, la maladie qui est venue fondre sur Paris, laissant parfaitement intact un espace de cent lieues, en supposant qu'elle y soit arrivée de Londres, en aurait franchi soixante pour se porter, sans intermédiaire, de Nantes à Quimper. Fait nouveau à ajouter à la liste nombreuse des circonstances insolites et tout-à-fait extraordinaires qui ont accompagné la marche du fléau asiatique en Europe.

L'épidémie s'est pendant quelque temps presqu'entièrement concentrée à l'hôpital. Cet établissement est parfaitement situé et présente, au plus haut degré, les meilleures conditions de salubrité ; mais il réunit en malades, en infirmes, en pensionnaires d'un grand âge, une collection d'individus dont la constitution est détériorée par la misère, par les maladies, et, chez quelques-uns, par l'usage immodéré des boissons enivrantes. Est-il étonnant que, les premières, ces personnes aient subi l'influence d'une constitution épidémique qui, depuis plus d'un an, manifeste sa présence sur une si grande étendue du royaume, et dont l'existence, à Quimper, avait été signalée long-temps avant que le mal n'y eût éclaté.

Cette influence épidémique ne borne plus aujourd'hui les limites de son activité à l'enceinte de l'établissement primitivement envahi. D'autres invasions, quoiqu'en nombre fort restreint jusqu'ici et que nous espérons ne pas devoir s'étendre, ne prouvent que trop que la ville, elle-même, en est désormais le théâtre.

En gagnant de ce côté, la maladie paraît avoir abandonné complètement la scène où elle a frappé ses premiers coups. Hâtons-nous d'ajouter que la peur a considérablement exagéré le nombre réel des malades et des victimes, et que tout concourt à nous faire espérer que notre ville ne fera pas exception à cette observation générale ; savoir : que, dans la presque totalité des lieux où le Choléra s'est montré, il a borné ses atteintes à un fort petit nombre d'individus.

Ces conjonctures, graves néanmoins, ont vivement fixé notre attention. Elles nous paraissent nécessiter de notre part quelques mots d'avertissement au public. Nous nous portons d'autant plus volontiers à les livrer à l'impression que, si le premier effet de cette publication peut être de jeter l'alarme dans quelques esprits, nous espérons que ce que nous aurons à dire, ramènera leurs appréhensions dans les limites de la modération et de la raison. Un autre motif nous a paru plus décisif encore : c'est que nous aimons à nous flatter que si notre voix est entendue, si les conseils d'une expérience qui n'est pas la nôtre (1), sont mis en pratique, nous pouvons concevoir la juste espérance, qu'avec l'aide de Dieu, le nombre des victimes de l'épidémie en sera considérablement diminué.

Écrites à l'usage des gens du monde, aussi bien que des médecins, nous nous sommes efforcés de dépouiller ces instructions de tout cet appareil scientifique qui en rend l'intelligence difficile au public. Nous nous sommes également attachés à en faire disparaître les inconvéniens ordinaires aux ouvrages de médecine populaire, dont les descriptions générales et les préceptes, généraux aussi, sont presque toujours sujets à des interprétations erronnées ou à des applications aussi fausses que dangereuses.

Devrons-nous, dans un ouvrage dont le sujet est si grave, demander pardon au lecteur pour les incorrec-

---

(1) Nous devons la connaissance et l'appréciation de la plupart des faits contenus dans cet opuscule à la précieuse et instructive correspondance de notre excellent et digne ami, M.r le Docteur DE LENS, ancien inspecteur général des études pour les facultés de médecine, et membre titulaire de l'académie royale de médecine. A qui connaît le savoir profond, l'esprit sage, judicieux et grave, et le caractère honorable et consciencieux de ce praticien distingué, indiquer une pareille source, c'est faire connaître le haut degré de confiance et d'intérêt qui se rattache aux observations sur lesquelles cet écrit est appuyé.

tions du style ? Faudra-t-il lui faire connaître l'espèce
de tumulte médical pendant lequel nous l'avons com-
posé? Détournés, dérangés sans cesse au milieu de nos
pensées, de nos phrases, par des gens effrayés ou malades qui venaient réclamer nos soins, nous n'avons
pas toujours eu le loisir de revoir ce que nous avions
écrit, et peut-être serons-nous tombés dans des redites
ennuyeuses ; peut-être aurons-nous distribué la matière
avec peu d'ordre et de méthode. Mais qu'importe ici
l'amour-propre de l'auteur ! Être clair pour être compris ; être compris pour être utile : voilà quel a été
notre but. Nous désirons, du profond de notre cœur,
l'avoir atteint ; notre récompense sera tout entière dans
la pensée que cette production de notre plume, quelque mince qu'en soit le mérite, aura pu mettre nos
lecteurs sur la voie des précautions à prendre pour
éviter les atteintes d'un mal qui n'est redoutable qu'autant qu'on néglige de l'arrêter dans son origine. Nous
le répéterons en terminant, car c'est là le point le plus
important de la thérapeutique du Choléra :

Principiis obsta !

QUELQUES MOTS

SUR LE

CHOLÉRA-MORBUS ÉPIDÉMIQUE.

LE CHOLÉRA-MORBUS ÉPIDÉMIQUE actuel, ne présente avec le Choléra sporadique que des rapports fort éloignés ; aussi un médecin de Paris nous écrivait-il en réponse à des rapprochémens que, dans les premiers temps de l'invasion de l'épidémie en France, nous établissions entre ces affections : « Cessez donc de comparer ensemble deux » maladies qui n'ont rien de commun que le nom. »

SA CAUSE PRODUCTRICE est entièrement inconnue. Le chaud, le froid, les temps secs et humides, la direction des vents, l'électricité terrestre, la composition de l'air, la présence d'animalcules dans l'atmosphère, tant d'autres choses ont été tour à tour invoquées. Rien de tout cela n'a supporté le plus faible examen, l'expérimentation la plus superficielle. Les faits sont venus en foule contrarier et détruire toutes ces idées préconçues. Nous le répétons comme résultat de l'expérience et de l'observation : la cause productrice du Choléra est entièrement inconnue. *Ens divinum* aurait dit Vanhelmont. To THEION disait Hippocrate.

LES CAUSES QUI EN FAVORISENT LE DÉVELOPPEMENT ne sont guère mieux appréciées. Ces causes peuvent se ranger sous les conditions suivantes : 1°. *Causes indivi-duelles* : l'âge moyen et la vieillesse. A Paris, le nombre des Cholériques a été fort restreint parmi les enfans et même parmi les jeunes gens au-dessous de vingt ans. On sait que le sexe féminin y a été moins maltraité que le masculin. On assure aussi que les femmes grosses ont été le plus ordinairement préservées. Les maladies anté-rieures, la faiblesse de la constitution, et sur-tout l'état de dérangement habituel et ancien des fonctions digestives, sont encore regardés comme des causes prédisposantes. Ici, une observation importante et que nous aurons souvent occasion de répéter : un grand nombre d'excep-tions sont venues prouver que les individus placés dans ces conditions désavantageuses pouvaient très-bien par-courir impunément toutes les phases de l'épidémie ; et d'un autre côté les exemples de Choléra n'ont pas été rares chez les personnes fortes et robustes. Que les premiers donc ne se laissent pas abattre par la crainte d'un danger dont on leur a exagéré l'imminence ; que les autres ne s'endorment pas dans une dangereuse sécu-rité ; mais que tous, avec mesure et parfaite tranquil-lité d'esprit, prennent les précautions qui seront indi-quées ci-après : 2.° *Régime.* La mauvaise alimentation ; la misère, à cause de l'impossibilité où elle met d'user d'une nourriture saine et convenable (1), l'abus des

---

(1) On verra, plus loin, que nous ne frappons d'aucune réprobation les alimens de quelque espèce que ce soit, dont l'usage habituel et ancien aurait démontré la parfaite innocuité. Il serait trop cruel aussi que la classe mal aisée se vit ainsi vouée, irrémissiblement, aux atteintes du fléau dévastateur. Mais que, dans les circonstances actuelles, les malheureux s'attachent du moins à la bonne qualité de leurs alimens ; les pommes de terre, par exemple, font la base de la nourriture d'un très-grand nombre ; eh bien ! qu'ils rejettent celles

boissons enivrantes ; cet abus, si commun parmi les gens du peuple, nous a rendu raison du malheur de plusieurs des victimes qui ont été frappées à Quimper : 3.° *Les habitations* basses, humides, peu spacieuses, situées dans des rues mal aérées et mal tenues; le voisinage des rivières, etc. Ce dernier point résulte d'observations faites à Paris, au commencement de l'épidémie ; mais, dans d'autres localités, il n'en a pas toujours été ainsi. Ajoutons que des villes et des villages situés dans les positions les plus élevées, les mieux aérées, n'ont pas été exempts de Choléra ; que d'autres placés moins avantageusement ont été complètement épargnés. Nous insistons sur ces faits contradictoires, sachant, par une expérience journalière, combien les assertions générales contenues dans les descriptions médicales et dans les instructions populaires, sont prises au pied de la lettre par les lecteurs de ces sortes d'écrits; et combien elles jettent de trouble et d'inquiétude parmi ceux qu'elles semblent menacer d'une atteinte plus immédiate.

Causes qui déterminent. » Souvent inconnues, con-» tagion nulle certainement, malgré la marche progres-» sive de la maladie. » Voilà ce que l'on nous mandait de Paris, le 17 mai, à une époque où l'origine de l'épidémie pouvait y être parfaitement appréciée. Un grand nombre de faits décisifs sont venus appuyer ces conclusions importantes.

Le docteur S...., qui a fait le voyage de Hongrie,

---

qui sont germées ou dont la maturité n'est pas complète. Les fruits de printemps et d'été vont bientôt être de saison ; qu'ils s'abstiennent de ceux de ces fruits qui seraient encore verts ou de mauvaise qualité. Ce précepte est des plus importans.

de Valachie et d'Autriche, pour y observer le Choléra, raconte, dans une brochure publiée en mars 1832, qu'en quittant Vienne, il eut soin de s'imprégner les habits et les mains de tous les produits excrétoires des cholériques viennois. Ainsi *contaminé*, il se faisait un plaisir de se trouver au milieu des réunions les plus nombreuses; de distribuer les poignées de main, de multiplier les rapprochemens et les contacts avec ses compagnons de voyage, avec les habitans de la ville de Braunau, où il était en quarantaine. Quelque jugement que l'on porte sur la conduite du docteur S...., toujours est-il qu'il n'a à se reprocher la transmission du mal à aucun des individus qui l'entouraient. Un enfant de quelques mois, allaité par sa mère, est atteint du mal épidémique de Paris ; il en subit les accidens et s'en tire, sans communiquer le mal à sa mère, qui n'a pas cessé de lui présenter le sein. Mongreville, habitant de Quimper, quitte Paris dans les premiers jours de l'épidémie ; valétudinaire depuis long-temps, il emporte avec lui la cause productrice du Choléra asiatique ; *hœret lateri lethalis arundo*. Il touche au terme de son voyage ; il ne peut l'atteindre ; il meurt dans le village de la Trinité, à quelques lieues de Vannes. Le pays n'a pas cessé de jouir de la plus parfaite santé.

Et nous aussi, nous avons des faits à articuler. Qu'il nous soit permis d'en rapporter ici quelques-uns : l'importance de la question nous autorise à nous y arrêter un moment.

Catel, c'est le nom du premier malade de Quimper, part de Nantes le 9 mai 1832, à deux heures de l'après-midi ; il voyage, pendant trente-six heures, dans une voiture publique, avec plusieurs compagnons de route ; il a pour voisin le conducteur, sur les habits duquel viennent à tomber les matières du vomissement. Il arrive à deux heures du matin dans son auberge, où il passe le reste de la nuit et une partie de la matinée. Les gens de service lui prodiguent tous les soins que son état réclame ; il y reçoit la visite d'un ami avec lequel il s'entretient long-temps d'une voix éteinte, par conséquent presqu'au contact. MM. Eloury, maire de Quimper, et Alavoine, adjoint, MM. les docteurs Follet, Kerallain, Bonnemaison, de Kergaradec, se pressent autour du moribond, le palpent de toutes les manières, appliquent leur oreille sur sa poitrine nue. La chambre de Catel est pleine de monde. Des hommes de peine le transportent à l'hôpital, traversant toute la ville au moment du marché. Là, nouvelles explorations, soins empressés, contacts multipliés de la part des médecins déjà nommés, de M. le docteur Gouiffès, de M. Allard, étudiant en médecine, des dames religieuses et des infirmiers de la maison.

Catel meurt ; MM. les docteurs Dubosq, Follet, du Castaing, Couraud, de Kergaradec procèdent à l'ouverture du corps, sans aucune précaution ; des infirmiers l'ensevelissent ; il est porté au cimetière le lendemain matin.

Que de personnes en rapport direct et prolongé avec ce cholérique et pendant sa vie et après sa mort ! Le fait s'est passé depuis vingt jours ; pas une de ces personnes (1) n'a éprouvé la plus légère atteinte du Choléra. Quel est le médecin, instruit de la marche des épidémies conta-

----

(1) Mme. la supérieure de l'hôpital, dont la santé délicate, et l'irritabilité habituelle des organes digestifs n'ont pu rallentir le zèle, a éprouvé, il est vrai, les

gieuses, qui les a jamais vues procéder de cette manière?

Mais le mal a éclaté à l'hôpital? Mais il n'y a paru qu'après l'arrivée du cholérique Catel? Cela est vrai; mais les rapports de Catel avec des individus de Quimper ne se sont pas bornés à l'hôpital, on vient de le voir; mais les femmes de ce dernier établissement, qui ont été frappées immédiatement après le voyageur de Nantes, n'avaient eu, ne pouvaient avoir eu aucune communication avec lui. L'une d'elles, âgée de quatre-vingt-trois ans, couchée à un autre étage et dans une autre aile de bâtiment, ne bougeait plus de son lit depuis long-temps; l'autre, épileptique et idiote, a, tout au plus, aperçu Catel de loin, fait qui lui est commun avec presque tout l'hôpital. Mais la salle militaire, située tout à fait à côté de celles des cholériques, n'a eu aucun de ceux qui y étaient couchés atteint de ce mal, et pourtant les communications n'ont été interrompues entre ces salles, qu'après plusieurs jours de l'épidémie; elles ne l'ont jamais été entre les malades militaires et les infirmiers volontaires, ni avec les cholériques eux-mêmes. Ajoutons que parmi ces derniers plusieurs étaient séquestrés dans des cabinets fermés, à cause de leur état d'aliénation mentale. Ceux là, non plus, n'avaient pu avoir aucune relation ni avec Catel ni avec les malades qui lui ont succédé! Enfin, le réfectoire des ouvriers étrangers, employés dans la maison, a continué à être placé au pied de l'escalier qui

---

symptômes d'explosion du Choléra, qui, pris à temps, ont été promptement dissipés. Mais, outre la prédisposition résultant de l'état habituel de la santé de cette dame, nous verrons tout à l'heure que ce fait isolé et sans suite s'explique plus naturellement par l'influence épidémique que par l'action du contact, qui a été sans effet sur tous les autres.

mène aux salles consacrées à l'épidémie, très-près, par conséquent, des malades. Aucun de ces ouvriers n'a été frappé.

En ville, les choses ne se passent pas autrement. Une femme tombe malade dans la rue des Regaires le 18 mai. Quelques jours après, une jeune personne de la rue Quéréon, absente de Quimper depuis deux jours, est également atteinte. Puis dans l'ordre suivant : Le 25, un homme de la rue Saint-François; le 26, une domestique du parc ar C'hosti; le 28, un perruquier de la place Saint-Corentin; le 29, une blanchisseuse demeurant à l'autre extrémité de cette grande place ; le 30, un marchand de la rue des Boucheries ; le même jour, une malheureuse veuve de la rue Neuve, etc., etc. Ainsi, invasions dans des rues éloignées ou dans des maisons distantes les unes des autres; pas un exemple de deux malades dans la même maison; aucune communication entre les individus atteints, lesquels ne se connaissent même pas. Les cholériques, d'un autre côté, sont entourés de leurs parens, de leurs voisins, de leurs amis, qui accourent pour leur prodiguer les soins les plus empressés; le médecin ne peut parvenir à faire cesser l'encombrement nuisible et insalubre des chambres généralement peu spacieuses; des autopsies sont faites; des corps conservés dans les maisons jusqu'au lendemain; rien de changé ni dans les cérémonies de l'église, ni dans l'affluence ordinaire des personnes qui assistent aux obsèques, et pourtant l'épidémie ne fait point en ville de progrès considérable : vingt-un malades seulement ont été observés jusqu'ici; tous ceux qui les ont approchés de plus près l'ont fait avec une parfaite innocuité; de tant de centaines de personnes en rapports immédiats avec les cholériques, nulle n'en a éprouvé aucune espèce de dérangement de santé, si ce n'est quelques-unes de ces indispositions légères et sans suite, si générales en ce moment que peu de personnes en sont entièrement exemptes. De telles observations sont-elles assez concluantes?

Ici se présente un fait, un seul fait contradictoire en apparence; la garde-malade qui a soigné la domestique du Parc-ar-C'hosti et qui a assisté à l'autopsie, a été frappée du Choléra la nuit suivante, et après avoir refusé les secours de la médecine, est morte au bout de deux jours. Complétons les circonstances du fait; c'est le meilleur moyen de l'apprécier avec justesse et vérité. La femme dont il s'agit vivait dans le foyer de l'épidémie, car l'existence de la cause épidémique, à Quimper, ne peut être désormais l'objet d'aucune contestation sérieuse. Est-il étonnant qu'elle, aussi, en ait subi l'influence? Cette femme était sujette à faire excès des liqueurs fortes; c'est un fait connu dans toute la ville. Le soir du jour où se termina, d'une manière si rapide et si funeste, la maladie de la domestique du Parc, notre garde-malade, qui avait reçu le salaire de ses soins, s'empressa d'en aller consommer une grande partie en boissons enivrantes. Nous sommes certains qu'elle but une grande quantité d'eau-de-vie; et tout le monde sait qu'il n'est pas de meilleur moyen de s'exposer à la maladie régnante.

Le fait de l'action directe de la cause épidémique sur la garde malade n'est pas particulier à cette femme. Plongés que nous sommes tous dans l'atmosphère cholérique, nous sommes plus ou moins prédisposés à son

action. Rien de plus facile, avec de la sagesse et de
la prudence, que d'en éviter les atteintes ; mais il suffit
d'un excès de table, d'un écart de régime, pour faire
éclater la maladie. Aussi, tous les cholériques de l'hôpital et de la ville, sans exception, ont-ils dû l'invasion
du mal ou à de grands écarts de régime bien constatés ou
à l'usage immodéré des liqueurs spiritueuses ou à la négli-
gence des prodrômes ou symptômes de peu d'importance, par lesquels ils étaient avertis de ses approches.
Appliquant ces données à la maladie de la garde-malade, qui osera désormais accuser un contact qui s'est trou-
vé sans conséquence pour tant de centaines de personnes ?

Sur quoi donc pourrait-on appuyer raisonnablement
l'idée de la propagation du Choléra épidémique de
Quimper par la voie de la contagion ?

Ainsi, les faits observés par nous ne sont pas de
nature à infirmer les résultats de l'observation du mal
à Paris, exprimés par cette proposition : *Causes qui déterminent souvent inconnues ; contagion nulle certainement.*

Les raisonnemens qui précèdent nous paraissent de
nature à convaincre les gens qui raisonnent. Adressons
aussi quelques paroles à ceux qui, sans consulter leur
jugement, sans données suffisantes pour avoir sur ce
sujet important une opinion motivée, ne s'en laissent
pas moins aller à publier et à répandre que le Choléra-
Morbus est contagieux. Peut-être la considération des
résultats pratiques qui découleraient de leur opinion, si
elle était fondée, les déterminera-t-elle à examiner la
question avec plus de maturité ; peut-être reculeront-
ils, du moins, devant l'inconvénient grave qu'il y a
de la résoudre avec tant de légèreté.

Si le Choléra-Morbus est contagieux, leur dirons-nous, que de soins, que de précautions à prendre pour s'en garantir! précautions dispendieuses, inaccessibles aux facultés du plus grand nombre, impraticables peut-être pour tous! s'il est contagieux il est du devoir de l'administration de séquestrer les individus qu'il attaque, afin d'en prévenir la propagation à ceux qui les entourent, delà la nécessité de mesures rigoureuses bien propres à jeter le désespoir dans l'âme de ceux qui en seraient les objets; et si, ce qu'à Dieu ne plaise, l'épidémie prenait plus d'extension dans la ville, les malades qu'on aurait consenti à ne pas enlever de leur domicile, recevraient-ils de leurs amis, de leurs parens même et de leurs domestiques, les soins tendres et empressés au prix desquels peut-être est leur salut? Qu'on se rappelle l'état de dissolution presque complète des rapports sociaux, des liens de famille et d'amitié, dont les épidémies pestilentielles ont constamment offert le tableau déplorable; qu'on se remette en mémoire la peste de Marseille en 1720, la fièvre jaune de Barcelonne en 1821, et qu'on ose, après cela, décider, avec une légèreté impardonnable, ou pour trouver quelque excuse à une excessive pusillanimité, que le Choléra-Morbus est une maladie contagieuse! arrêtons-nous!... Grâce au ciel, la supposition imprudente, contre la vérité de laquelle nous nous élevons, ici, de toute la force de notre conviction, est victorieusement repoussée par les faits. Que nos concitoyens de toutes les classes cessent donc de craindre; qu'ils soient bien assurés, si la maladie les visitait, que les secours les plus actifs ne leur manqueront pas. Si leurs moyens de fortune leur permettent de recevoir et d'exécuter chez eux les conseils des gens de l'art,

chacun se pressera autour d'eux; chacun leur prodigue-
ra, avec zèle et affection, les soins que leur état
exige; et, quant aux malheureux que leur dénuement
obligerait à profiter des secours que l'administration
municipale leur a préparés dans les hôpitaux, ils peuvent
en profiter avec toute confiance. Là aussi, les attendent
zèle et soins empressés. Là ils trouveront, pour les
soulager et les servir, des médecins qui passent les
jours et les nuits à rêver aux moyens de détourner le
fléau qui nous menace, ou d'en atténuer les effets;
de respectables dames, dignes filles du Saint-Esprit, dont
le courage calme et actif fait déjà notre admiration;
d'excellens infirmiers volontaires, braves soldats du 51.e
régiment, qui nous ont offert spontanément leur assistance,
ne mettant à leur dévouement qu'une seule condition,
c'est qu'aucune récompense pécuniaire ne leur sera
offerte par la ville pour prix de leurs nobles travaux.
Et vous, pauvres de la ville, que des préventions in-
justes tiennent éloignés de ces précieux asiles de la charité,
vous aussi, vous aurez, dans les calamités présentes,
votre part des consolations et des ressources que votre
état exige. Votre maire, plein de sollicitude pour votre
détresse et vos besoins, est prêt à venir au secours
des malades et de leur famille; des jeunes gens, infirmiers volontaires aussi, se font inscrire, tous les jours,
pour vous assister dans vos souffrances; des dames pieuses
ont promis leur coopération précieuse, à cette œuvre
d'une admirable charité; enfin, MM. les ecclésiastiques
du clergé de Quimper, toujours prêts à porter, partout,
et en tout temps, aux malades le secours des consolations
religieuses, ne contiendraient pas dans ces limites, nous en
avons l'assurance positive, les démonstrations de leur

zèle évangélique, si les malheureux avaient besoin aussi de leur assistance temporelle. Riches et pauvres, toutes les classes de la société, étaient vivement intéressées à la solution de la question qui nous occupe. Bénissons la providence qui nous permet de la résoudre dans le sens le plus favorable au bien-être de l'humanité tout entière.

Revenons au sujet de cette Notice.

Le Choléra-Morbus n'est pas une maladie contagieuse; nous venons de le démontrer. Mais elle règne épidémiquement dans nos contrées, c'est-à-dire, qu'elle y attaque un certain nombre d'individus pris dans toutes les conditions de la vie sociale. Quelle en est donc la cause productrice ?

Les médecins, appliquant à cette maladie leur opinion sur l'étiologie de toutes les épidémies en général, disent qu'elle tient à des dispositions particulières de l'air que nous respirons. Pourquoi ? Est-ce que l'air, examiné par les physiciens ou les chimistes, se présente à eux avec des élémens différens par leur nature ou leurs proportions de ceux que l'on rencontre dans un autre air analysé dans des circonstances différentes ? Nullement. Tout ce qu'on a dit des animalcules répandus dans l'atmosphère ; de ces viandes enlevées dans des ballons, jusque dans les hautes régions de l'air, et parvenues, en peu de temps, à un degré insolite de corruption , est abolument apocryphe. Serait-ce qu'un rapport constant aurait été observé entre la propagation ou l'intensité de la maladie, et la direction des vents ou des grands courans d'eaux, la température, l'état hygrométrique , barométrique ou électrique de l'atmosphère ? Pas d'avantage. Le Choléra a suivi la direction des vents, le cours des rivières, ou s'est propagé en sens contraire ; il a ravagé le Bengale et Archangel ; il a sévi , avec la même fureur , par les temps chauds , modérés ou froids ; la sécheresse et l'humidité n'ont pas paru influer sur lui, et si les passages subits d'une température à une autre, fort différente en plus ou en moins , ont pu quelquefois raviver son activité , ces observations ont généralement été faites sur le déclin de l'épidémie , temps où la cause morbifique a déjà perdu la plus grande partie de son énergie première. Pourquoi donc les médecins placent-ils, dans l'air , la cause des maladies épidémiques ? C'est que ces maladies , qui attaquent toutes les classes de la société , doivent dépendre de causes dont l'action s'étend aussi à toutes les classes. 'Or , l'air est le seul agent de la nature dont l'influence ait cette portée générale , universelle , commune aux pauvres et aux riches. Les alimens , les boissons, les habitations , les vêtemens , les soins de propreté , les mœurs, les coutumes varient à l'infini dans une même localité, suivant les diverses conditions de fortune ou les caprices des individus. L'air seul, est le même pour tous. On modifie , à volonté pour ainsi dire , les premières influences ; celles qui dépendent de l'état de l'atmosphère peuvent, il est vrai, être corrigées dans certaines conditions nuisibles ou incommodes telles que le chaud , le froid , les vents , l'humidité ; mais nous avons établi plus haut et l'observation démontre tous les jours qu'aucun rapport appréciable ou constant n'existe entre ces circonstances atmosphériques et la plupart des maladies épidémiques. D'où nous sommes naturellement portés à conclure que toutes les maladies populaires tiennent à des causes atmosphériques : causes inconnues dans leur nature et insaisissables dans l'état actuel de la science (Maladies par infection); causes inappréciables aussi par les procédés physiques ou chimiques, mais dont, à raison de leur origine, la nature animale ne peut être révoquée en doute (Maladies par contagion). Arrêtons-nous sur cette distinction, car elle a des conséquences pratiques d'une grande importance :

Les maladies épidémiques peuvent, avons-nous dit, être contagieuses ou ne l'être pas. Les premières dépendent de miasmes exhalés par le malade, qui se répandent dans l'atmosphère, et qui, respirés par des individus prédisposés à leur action, déterminent chez ceux-ci, les mêmes désordres fonctionnels et organiques que chez le sujet qui les a fournis, et s'y reproduisent de nouveau. Il est impossible à nos moyens chimiques de saisir dans l'air et d'analyser ces émanations morbifiques ; mais on sait qu'elles y existent ; on sait aussi que, produites par des corps animaux, elles participent de la nature animale ; qu'elles sont essentiellement composées d'oxygène, d'hydrogène, de carbone et d'azote ; d'un autre côté, il est reconnu, en chimie, que le chlore (acide muriatique oxygéné) a une grande tendance à s'unir à l'hydrogène, et que les chlorures dégagent le chlore qu'ils contiennent. On parvient donc très-facilement à neutraliser les miasmes pestilentiels ou morbifiques de nature animale parce que le chlore s'empare de leur hydrogène, et, en les privant de cet élément, les décompose, leur ôte ainsi leurs qualités délétères. Telle est la théorie de l'action désinfectante du chlore et des chlorures. Elle trouve son application dans toutes les maladies qui tiennent à des miasmes animaux (peste, typhus, fièvres putrides ou malignes), qui dépendent de lieux mal-propres, de matières animales en putréfaction, etc. etc.

Quant aux maladies non contagieuses, c'est-à-dire, qui ne paraissent pas le produit de virus ou de miasmes animaux, non seulement la chimie et la physique sont impuissantes à nous faire connaître la nature de leurs causes productrices, mais l'observation elle-même nous laisse le plus souvent dans la plus parfaite ignorance à cet égard. Ici donc les médecins manquent complètement des données nécessaires pour prescrire, en parfaite connaissance de cause, les moyens de corriger dans l'atmosphère les influences épidémiques qu'ils savent pourtant y résider. Nous reviendrons sur ce sujet à l'article des préservatifs.

De l'influence épidémique.

Il est d'observation constante que dans les grandes épidémies, presque tous ceux qui sont exposés à l'action de la cause morbifique en subissent l'influence. Cette influence, du reste, agit à des degrés plus ou moins prononcés, suivant les individus. Chez les uns, l'action épidémique est pleine et entière; ils sont frappés; ils figurent parmi les plus malades; ils grossissent la liste des victimes. Chez les autres, l'action épidémique est incomplète; la maladie se montre aussi chez eux, mais légère et facile à combattre. Chez d'autres enfin l'influence épidémique se borne à quelques dérangemens sans importance et sans suite. Faute de connaître la distinction importante que nous établissons ici, plusieurs s'inquiètent vivement du léger tribut qu'ils paient à la cause morbifique. Avertis désormais qu'ils subissent une simple influence épidémique, la crainte ne doit plus les agiter, car, comme nous le verrons ci-après, rien de plus insignifiant que les effets de cette influence ; rien de plus facile à combattre. A Barcelonne, en 1821, tous n'eurent pas la fièvre jaune, mais presque tous éprouvèrent du mal-aise et un trouble marqué de toutes les fonctions ; leur teint jaune et leurs joues creuses annonçaient assez l'atmosphère épidémique au milieu de laquelle ils étaient plongés. Les mêmes observations ont été renouvelées à Paris, cette année. » L'influence épidémique y a été générale, nous mande » M.^r De Lens ; neuf individus sur dix, et peut-être » plus, l'ont ressentie. Elle a porté, chez presque tous, » sur les organes digestifs ; et, chez quelques-uns, sur » le cerveau. Ceux-ci ont éprouvé des maux de tête, » des vertiges et divers mouvemens nerveux. La crainte » a pu produire des effets semblables ; mais il n'a pas » été possible de les attribuer à la peur dans tous les cas. « Il importe beaucoup de connaître ce résultat de l'influence épidémique, car léger en lui-même, il cède en général à tous les traitemens. Les partisans des sangsues s'en sont servi ici avec avantage ; le plus souvent de simples anti-spasmodiques ont suffi ; mais on conçoit que ceux qui viendraient à éprouver quelque chose de semblable, dans le moment actuel, seront naturellement portés à se croire très-gravement malades ; ce qui pourra les troubler violemment, quoique sans fondement dans le plus grand nombre des cas. Qu'ils se rassurent donc, mais que, par mesure de prudence, ils consultent leur médecin. Ils trouveront, dans ses conseils, et un soulagement prompt et facile, et cette tranquillité d'esprit si avantageuse dans les circonstances où nous nous trouvons.

Il faut surtout se garder bien soigneusement de confondre l'*influence épidémique* à laquelle, comme nous venons de le voir, peu de personnes restent étrangères, avec les *prodrômes* ou premier degré de la maladie. Nous allons examiner ce dernier état.

Prodrômes.

On appelle prodrômes d'une maladie, les symptômes qui précèdent son invasion, et qui, la plupart du temps, l'annoncent plusieurs jours à l'avance. Bien questionnés, 99 cholériques sur 100 et quelquefois plus les ont ressentis. Dans les hôpitaux de Paris, on a établi la proportion bien différemment, faute de renseignemens suffisans, et faute aussi, dans les premiers temps, d'avoir su apprécier les symptômes propres à ce temps de la maladie. Aussi, les mille premiers malades dans la capitale ont-ils paru comme foudroyés. Il est de la plus haute importance de bien connaître les prodômes du Choléra, car, dit notre correspondance, tous ceux qui les ont soignés ont été complétement préservés. Mais pour arriver à cette connaissance, il est un point particulier à l'épidémie qu'il convient de signaler ici.

En général, toutes les fois que nous sommes dans l'imminence d'une affection grave, nous en recevons des avertissemens graves aussi. L'économie est comme opprimée par la violence d'action de la cause délétère; toutes les fonctions sont troublées; l'appétit est nul; les forces musculaires nulles aussi; les membres sont comme brisés; l'esprit est abattu. Cet état dure quelque temps, et l'explosion le suit, lorsque l'on n'a pas pu parvenir à conjurer l'orage. Dans le Choléra asiatique il n'en est pas ainsi : aucun rapport d'intensité n'existe entre une maladie aussi redoutable, et les faibles indispositions qui la précèdent et qui l'annoncent. Cette circonstance, en entretenant les individus dans une trompeuse sécurité, a causé plus d'un désastre. Bien avertis désormais, nous sommes les maîtres, de la faire tourner à notre avantage. « Dans les prodrômes du » Choléra épidémique, le plus souvent il n'y pas ombre » de douleur; les évacuations sont liquides, mais elles » affaiblissent peu, et semblent un *bénéfice de nature,* » jusqu'au jour où la maladie se déclare. Les évacua- » tions, d'abord stercorales, puis liquides, prennent » successivement une couleur brune, jaune, blanchâtre. » Rarement il y a des vomissemens; tous les autres » symptômes sont variables, sauf un léger degré de » faiblesse et l'altération commençante des traits. »

Dans un écrit destiné à tomber entre les mains de lecteurs de toutes les classes, il est un avertissement utile que nous sommes obligés de répéter jusqu'à satiété : c'est que ces descriptions sont générales, et que les médecins seuls sont en état de décider si les symptômes existants sont véritablement des annonces du Choléra, ou s'ils lui sont étrangers ; car, même dans l'épidémie actuelle, il est des diarrhées qui n'y conduisent pas; il est des dérangemens des fonctions digestives sans importance et sans suite.

Celui donc qui éprouve ces dérangemens aurait grand tort de s'en effrayer, tant à cause de leur défaut possible de conséquences, que parce que même dans le cas où

ils mériteraient d'être considérés comme les prodômes
de la maladie, encore n'offriraient-ils aucun danger ;
nou*s* le répétons, *aucune espèce de danger*, chez qui-
conque aurait la prudence de les dénoncer promptement à son médecin et la sagesse d'exécuter, avec
fidélité, les faciles prescriptions qui lui seraient faites.

De même que pour les indispositions dépendantes
de l'influence épidémique, plusieurs méthodes de traitement, peuvent-être avantageusement opposées aux prodrômes ou premier degré du Choléra. Ce que nous
allons en dire ne doit donc être considéré que comme
des généralités utiles à connaître, mais qui ne sont pas
applicables à tous les cas, et qui même ne sont pas
les seuls remèdes appropriés aux circonstances pour lesquelles nous les recommandons ; en sorte que, si le
médecin que l'on consulte juge à propos de recourir
à d'autres moyens, on ne doit pas se laisser aller à la
crainte de n'être pas convenablement traité.

« Le traitement des prodrômes, dans l'épidémie de
» Paris, a consisté, pour quelques-uns dans l'emploi
» des sangsues et des délayans ; pour d'autres dans l'em-
» ploi des astringens et sur-tout de l'opium. »

L'application des sangsues est indiquée, et les praticiens instruits y ont recours, qu'ils soient ou non partisans de la médecine antiphlogistique, lorsque le sujet
est fort, ou qu'il existe chez lui quelques signes évi-
dens d'inflammation à l'estomac ou aux intestins. C'est
ainsi que M.^r De Lens y a eu recours chez un petit
nombre de sujets qui présentaient une douleur vive ou
un sentiment d'oppression à l'épigastre.

Le choix du lieu de l'application des sangsues dépend de la nature et du siége des symptômes qui obligent à y avoir recours. On préfère l'estomac, si l'on a lieu de croire que cet organe est irrité ou enflammé; la marge de l'anus, lorsqu'il existe des signes d'inflammation intestinale; enfin, on les applique derrière les oreilles ou le long du cou, si le malade est exposé aux congestions cérébrales, ou s'il se plaint de céphalagie, de vertiges, de pesanteurs de tête, etc.

Si le malade est jeune, pléthorique et sanguin, on se trouvera bien de recourir à la saignée du bras qui désemplira plus immédiatement les gros vaisseaux, et pourra rétablir promptement l'équilibre dans l'économie.

Quelques individus éprouvent tous les signes de l'embarras gastrique : un vomitif, l'ipécacuanha principalement, peut être administré avec le plus grand avantage.

D'autres préceptes sont applicables à d'autres nuances des prodrômes du Choléra; d'autres méthodes, sans doute aussi, peuvent devenir des ressoures précieuses, entre les mains de praticiens expérimentés, contre les états pathologiques que nous venons de supposer.

Mais, pour notre propre compte et sur la foi de notre correspondance particulière, nous n'hésiterions pas à donner une préférence marquée aux opiacés, aux astringens et aux diaphorétiques dans le traitement de la période qui nous occupe en ce moment.

« Ces moyens, nous écrit M.ʳ De Lens, l'opium » d'abord, puis uni aux astringens (cachou, extrait de » ratanhia, thériaque, diascordium, etc.), si la diar-

» rhée persiste, *m'ont constamment réussi. Pas un seul,*
» *des très-nombreux malades que j'ai visités à cette pé-*
» *riode, ne l'a dépassée.* Chez un très-petit nombre qui
» offrait des sympômes inflammatoires, j'ai mis des
» sangsues à l'épigastre ; chez quelques-uns j'ai em-
» ployé outre l'opium les sudorifiques, et j'ai obtenu,
» avec une singulière facilité, des sueurs profuses,
» accompagnées souvent de rougeur et d'éruption. Les
» malades que j'ai soumis à ce dernier traitement, sont
» ceux qui se sont le plus complétement et le plutôt
» rétablis, et si maintenant c'était à recommencer, c'est
» la méthode que je préférerais. Aucun de ceux que
» j'ai ainsi traités n'a eu ces longues convalescences,
» ces états nerveux, ces fièvres lentes qui, aujourd'hui
» encore, se prolongent, se renouvellent indéfiniment
» chez des individus qui, d'ailleurs, n'avaient été que
» faiblement atteints, et que jamais nous n'avions ob-
» servés. »

De pareils résultats, obtenus par un observateur aussi
éclairé, par un homme d'un caractère aussi opposé à
un enthousiasme irréfléchi, nous paraissent mériter de
fixer, bien particulièrement, l'attention des praticiens.
Pour nous, qui, déjà, avions adopté la méthode des
opiacés unis aux diaphorétiques, recommandée par notre
confrère et digne ami, le passage que nous venons de
citer n'a pu que nous affermir dans la direction où
nous étions entrés, et nous voyons, avec une satisfac-
tion bien profonde, nos idées sur ce point partagées,
à Quimper, par un grand nombre de nos confrères les
plus distingués.

Voici donc les conseils que nous donnerions aux

malades affectés de ce que l'on a appelé *Cholérine*, ou de quelques autres symptômes précurseurs du Choléra : nous leur imposerions une diète plus ou moins rigoureuse, suivant l'état du sujet. Cette diète, la plupart du temps, pourrait être peu sévère ; le choix d'alimens de digestion facile et quelque diminution dans leur quantité suffiraient le plus souvent.

Nous leur conseillerions l'usage d'une infusion légère de thé, de camomille, de tilleul, de petite sauge, de fleurs de bourrache ou de sureau, etc., à prendre par petites tasses, bien chaude et convenablement édulcorée.

Nous leur recommanderions de se vêtir un peu plus chaudement que de coutume, et d'éviter, avec un soin particulier, les impressions d'un air froid et humide ; de se tenir les pieds secs et chauds, et le soir, en se couchant, de se couvrir un peu plus qu'à l'ordinaire, afin de provoquer un mouvement vers la peau et de déterminer des sueurs dont les effets ont souvent été fort avantageux.

Si, malgré l'emploi de ces moyens bien simples, la diarrhée persistait, nous ajouterions à la sévérité du régime, et nous emploierions le laudanum, à la dose de 10, 15 ou 20 gouttes, soit dans l'une des tisanes ci-dessus indiquées, soit dans une potion, soit dans des demi-lavemens ou quarts de lavemens d'eau d'amidon, de son ou de graine de lin. Plutard, encore, il pourrait devenir nécessaire de leur associer le cachou, la thériaque, le diascordium, l'extrait de ratanhia ou tels autres astringens.

Le tout, sans préjudice de l'application de quelques

sang-sues à l'épigastre ou à l'anus, si elles étaient jugées nécessaires, ou de l'administration préalable d'un vomitif, dans le cas où l'état saburral de la langue, quelques envies de vomir ou d'autres signes connus des médecins, feraient croire à l'indication de ce dernier moyen.

Tout simple que soit ce système de traitement, il y aurait de l'imprudence aux gens du monde à vouloir en faire l'application sur eux-mêmes ou sur d'autres. Il en résulterait nécessairement des inconvéniens plus ou moins sérieux, soit, parce que, comme nous l'avons dit, les moyens indiqués ne sont pas les seuls bons et qu'ils peuvent ne pas convenir dans tous les cas; soit parce que le choix et la dose sont de la compétence des médecins; soit, enfin, parce que dans leur emploi, ils supposent un discernement médical auquel les gens du monde sont nécessairement étrangers. Ainsi nous recommandons la diète, mais il ne faut ni l'exagérer ni la prolonger au-delà de mesure; nous avons confiance aux diaphorétiques, mais des sueurs excessives affaiblissent et sont nuisibles; nous prescrivons l'opium, le cachou, la ratanhie; mais, à trop forte dose, ces médicamens sont inertes; à dose excessive, ils pourraient devenir dangereux.

Telles sont nos idées sur le traitement général des prodrômes du Choléra-Morbus. Nous les soumettons, avec quelque confiance, au jugement de nos confrères. Mais quelque parti qu'ils prennent à cet égard, nous les engageons à attacher une grande, une très-grande importance à cette période de la maladie, dans les lieux où l'épidémie s'est montrée avec quelque intensité; car là où elle ne s'est pas encore introduite, les mêmes symp-

3

tômes méritent à peine d'arrêter l'attention des médecins. Ils ne sauraient donc, dans ces graves conjonctures, se trop pénétrer de cette pensée, que là est le meilleur moyen d'arrêter les progrès de l'épidémie et de se préserver de ses atteintes.

Mais en avertissant le public de l'intérêt qui se rattache pour lui à une surveillance exacte sur sa santé, ils doivent aussi s'employer, avec un grand soin, à atténuer les craintes que réveillent avec tant d'exagération, chez quelques personnes, les approches de ce mal redoutable. D'une part, ils auront à leur faire connaître la différence pratique qui existe entre l'*influence épidémique*, faible tribut que beaucoup paient à la cause morbifique, et les *prodrômes* même de la maladie ; d'une autre part, ils leur rappelleront sans cesse que les prodrômes ou premier degré du Choléra, avertissement utile et précieux, ne présentent, par eux-mêmes, aucun danger, et que, dans la presque totalité des cas, ils cèdent, avec une merveilleuse facilité, aux moyens très-simples que nous venons d'indiquer.

Seconde Période ou Choléra confirmé.

Ici, nous aurions à aborder la seconde période de la maladie ; mais un pareil sujet ne pourrait pas être convenablement traité dans un écrit de la nature de celui-ci. Notre expérience d'ailleurs est trop jeune encore sur ce point ; trop peu de faits viendraient à l'appui des espérances que nous avons conçues de sauver les malades arrivés à un état prononcé de cyanose et d'asphyxie ; trop de vague règne en ce moment dans la science ; on trouve trop de contradictions et d'incertitude dans les conseils des maîtres de l'art ; la thérapeutique de cette période est trop peu avancée, même à Paris, et à la suite d'une épidémie où les faits se sont présentés par milliers, pour que nous nous croyons autorisés à émettre aussi notre opinion, à donner aussi nos conseils. Plutard, si nos observations se multiplient, si les faits ultérieurs viennent confirmer nos espérances, nous nous ferons un devoir d'offrir à nos confrères le tribut de nos faibles lumières. Qu'il nous suffise, en attendant, d'avoir fixé leur attention sur le point le plus important dans les circonstances actuelles, sur la possibilité, dans le plus grand nombre des cas, de se préserver des atteintes d'un mal qu'il est très-aisé de prévenir, mais que, jusqu'ici, il a été fort difficile de traiter avec quelque succès.

Des Préservatifs du Choléra.

Un grand nombre de recettes, de remèdes, de procédés ont été recommandés jusqu'ici comme des préservatifs infaillibles du Choléra. Le chlore, le camphre, les aromatiques forts, le thé, la menthe, le vin chaud, le punch, le poivre, la canelle, les frictions mercurielles, les vésicatoires, les cautères ; une multitude infinie d'emplâtres, de secrets, d'amulettes de toute espèce ont compté, tour-à-tour, un grand nombre de partisans et de prôneurs ; talismans précieux, auxquels il ne manquait qu'une seule chose, un peu d'efficacité.

Les moyens indiqués comme préservatifs peuvent être rangés sous deux classes ; 1.° ceux qui sont innocens. Nous ne pensons pas qu'il faille les proscrire, à cause de la bienfaisante tranquillité qu'ils procurent à ceux qui y ont foi ; 2.º ceux qui, par eux-mêmes ou par l'abus qu'on en peut faire, deviennent des agens de trouble et de désordre pathologique. Nous devons en signaler les inconvéniens et les dangers.

Nous ne rangerons pas parmi les premiers, le chlore sur la vertu désinfectante duquel on a tant compté. Son inefficacité est mise au grand jour par une circonstance qui nous est rapportée. Un fabricant de chlore, de Chaillot (faubourg de Paris), vient de périr du Choléra, et l'épidémie se répand parmi les ouvriers de de sa fabrique ; 70 sur 178 en ont déjà été atteints. Si cet agent était seulement inutile, nous n'en parlerions pas ; mais on en a abusé jusqu'au point de le rendre nuisible ; et, dès-lors, il est de notre devoir de montrer la complette nullité de sa prétendue vertu prophylactique. Dès les premiers jours de l'épidémie de Paris, plusieurs en ont infecté leurs maisons ; incommodés par cette substance irritante, les troubles, effets du préservatif, ont été mis par eux sur le compte de la maladie régnante ; ils n'ont pas fait de doute que ce ne fût là des signes précurseurs, des préludes du Choléra le plus intense. La peur a engendré la Cholérine ; celle-ci a produit le mal qu'on redoutait, et plus d'une personne est ainsi devenue la victime de l'excès des précautions qu'elle avait prises.

Ceci est encore vrai du camphre, du quinquina, du thé, du punch et du vin chaud. L'usage intempestif ou immodéré de ces stimulans, a produit divers dérangemens des fonctions, dont on a très-injustement accusé la cause épidémique, mais qui ont, ensuite, subi son influence meurtrière.

Il en est de même encore de la diète excessive à laquelle on a vu quelques peureux se condamner; de même aussi, des évacuations sanguines et des débilitans de toute espèce dans lesquels d'autres ont mis toute leur confiance, etc., etc.

Proscrirons-nous, d'après cela, le chlore, les stimulans ou la diète ? Nullement : chacune de ces choses a son utilité particulière; il s'agit de les appliquer à propos et de n'en mésuser jamais. Le chlore, en particulier, est un moyen précieux d'assainissement pour les habitations malpropres, mal situées ou exposées à l'action des miasmes putrides. Il est utile encore dans les chambres des cholériques pour centraliser et détruire certaines émanations odorantes qu'exhalent quelquefois ces malades, ou qui s'élèvent de la matière de leurs excrétions. Le quinquina, le punch et les stimulans sont tout-à-fait assortis aux exigences de certaines constitutions. La diète et les débilitans font merveille contre une foule d'indispositions dont plusieurs peuvent conduire au Choléra, dans les lieux où cette maladie exerce actuellement ses ravages. Que le public donc se mette en garde contre un engouement irréfléchi, immodéré, exclusif en faveur de tel ou tel préservatif; que, renonçant à la vaine confiance que cherchent à lui inspirer les charlatans en faveur de toutes sortes de moyens prophylactiques sans aucune vertu, il se laisse diriger dans les présentes conjonctures, par les sages avis du médecin de son choix; et que, sûr, moyennant les précautions indiquées, d'éviter le mal qu'il redoute, il cesse de courir au-devant du danger par l'excès même de la peur qu'il en conçoit et des mesures qu'il prétend opposer à ses approches.

Quant à ceux qui, par état, par devoir ou par un zèle pieux, se dévoueraient au service des cholériques, nous avons peu de conseils particuliers à leur donner. Intimement convaincus que nous sommes de la non contagion de la maladie, nous ne nous opposerons pas à leurs intentions charitables ; seulement, nous leur indiquerons quelques précautions à prendre pour combattre l'influence épidémique, à laquelle ils peuvent se croire plus spécialement exposés.

1°. Qu'ils veillent, avec plus d'attention que les autres, au bon état des fonctions digestives, et qu'ils remédient, sans délai, aux premiers symptômes d'altération qui pourraient s'y manifester.

2°. Qu'ils aient soin, autant que possible, de prendre quelque nourriture ou une tasse d'une infusion aromatique légère, avant de commencer leur service auprès des malades.

3°. Qu'ils usent d'une nourriture saine et légère, en quantité proportionnée à leurs habitudes et à leurs facultés digestives, et qu'ils évitent soigneusement, nous ne dirons pas seulement les excès, mais même les simples extraordinaires de table.

Nous avons peu de choses certaines à dire sur la nature des alimens qu'on doit considérer comme directement nuisibles. Nous pensons qu'il importe surtout d'en surveiller la bonne qualité, la bonne préparation et la quantité. Ceci doit particulièrement être mis en pratique par ceux qui, à raison d'un état habituel de trouble des fonctions gastriques, pourraient se croire plus immédiatement menacés.

4°. Qu'ils ne fassent qu'un usage très-modéré du vin et des liqueurs spiritueuses. La bière de bonne qualité, et même le cidre ne doivent être proscrits, d'une manière absolue, ni chez les personnes, ni dans les pays dont ils sont la boisson habituelle. Ceux qui n'en ont pas l'habitude feront mieux de s'en abstenir.

Nous dirons la même chose des laitages et autres alimens de diverse nature, en usage dans quelques provinces, et nous poserons en principe général que les habitudes éprouvées, qui ont constamment coïncidé avec le bon état de santé d'un individu, doivent être respectées tant que se conserve dans son intégrité ce bon état de la santé.

5°. Recommander un redoublement de soins de propreté aux personnes qui vivent dans le foyer d'une épidémie de Choléra, c'est appliquer, à ce cas particulier, des préceptes vrais et utiles, qu'il faut renouveler et répandre toutes les fois que des maladies populaires viennent à ravager une contrée. Soins sur les personnes, soins sur les vêtemens, soins dans les habitations et autour d'elles, lavages fréquens, bains, frictions sèches ou aromatiques, etc.; tout cela rentre dans les généralités de l'hygiène et doit être soigneusement mis en pratique, sans qu'il faille pourtant y attacher une idée de préservation particulière que l'expérience n'y reconnait pas.

6°. Il faut éviter deux abus, dans la manière dont on se vêtit pendant le jour, dont on se couvre pendant la nuit. Provoquer des sueurs excessives, c'est courir la chance de tomber dans un état d'affaiblissement nuisible. S'exposer à l'action trop vive ou trop brusque des im-

pressions atmosphériques, c'est commettre une imprudence non moins grande. On a conseillé de porter une
ceinture de flanelle sur le ventre; nous approuvons cette
recommandation, sans y attacher, toutefois, l'idée d'aucune vertu spécifique, mais en nous fondant sur une
observation pratique. Plusieurs personnes sujettes à des
dérangemens gastriques, s'en sont délivrées en recourant
à cet usage; il ne peut qu'être indiqué dans une affection dont les prodrômes portent principalement sur les
organes digestifs.

7°. Nous avons dit précédemment que les fumigations
de chlore pouvaient être utiles. Nous avons eu, en effet,
occasion d'observer que les émanations des cholériques,
sueurs et déjections de toute nature, étaient fortement
imprégnées d'une odeur spéciale, très-incommode et d'un
caractère si particulier, que plusieurs aujourd'hui reconnaissent, en s'approchant de leur lit, les malades atteints de l'affection épidémique. Or, on conçoit qu'il
peut y avoir quelque utilité à neutraliser ces émanations désagréables.

8°. Le professeur Récamier recommande d'éviter le
contact direct de l'haleine des cholériques parvenus à la
grande période ou à un haut degré de cyanose et d'asphyxie. Le précepte est simple et d'une exécution facile;
nous ne pouvons que le renouveler ici : toutefois, nous
ferons remarquer que l'opinion de la contagion est aujourd'hui abandonnée par tous ceux qui ont pu suivre
la maladie dans les détails de sa propagation, ou qui
l'ont étudiée avec un esprit dépouillé de toute prévention. Nous avons, d'ailleurs, par devers nous, un nombre
déjà grand de faits qui prouvent que cette mesure de

prudence peut être omise impunément. Que ceux là donc ne conçoivent point d'inquiétudes, qui se sont trouvés placés de manière à recevoir très-immédiatement et même très-long-temps ces influences; il y a mille à parier contre un qu'il n'en résultera pour eux aucune espèce de conséquence.

9°. Et c'est par là que nous terminerons, parce que de tous les maux qu'enfante une épidémie meurtrière, la peur est le plus général. C'est aussi une des causes qui disposent le plus, dit-on, à contracter la maladie. Que ceux qui vivent au milieu de l'épidémie, que ceux même qui donnent aux malades les soins les plus assidus, conservent un esprit calme et tranquille; qu'ils repoussent les impressions d'une crainte d'autant plus nuisible qu'elle est plus exagérée. Conseil admirable, nous dira-t-on! Conseil banal qui se répète à satiété dans tous les livres, toutes les brochures, toutes les instructions officielles et officieuses dont le Choléra a été le sujet! Mais conseil plus facile à donner qu'à suivre. Ne ressemble-t-il pas à celui que l'on donnerait à un homme qui, ne sachant pas nager, se débattrait au milieu des flots? Prenez courage, mon ami, la crainte rendrait votre position plus dangereuse; soyez sûr qu'avec du calme et du sang-froid vous aurez plus de chances de vous sauver.

> Eh! mon ami, tire-moi du danger,
> Tu feras après ta harangue.

Pour nous, nous dirons à nos lecteurs : n'ayez pas peur, car le mal n'est pas aussi redoutable que vous le fait votre imagination effrayée; n'ayez pas peur, parce que, dans la presque totalité des localités qu'il a envahies, le nombre des malades, comparé à la population, a été fort limité, et celui des victimes beaucoup plus restreint encore ; par conséquent, les chances sont belles pour chacun. N'ayez pas peur, gens à santé débile, à fonctions digestives altérées, car avec quelques précautions de plus, vous aussi, vous pourrez vous garantir des atteintes de l'épidémie. N'ayez pas peur, mais consultez votre médecin, vous qui subissez déjà l'influence de la cause épidémique, qui éprouvez quelques légers dérangemens de santé ; car, dans les maladies populaires, peu de personnes en sont exemptes ; à Paris, 95 sur 100 les ont ressenties ; elles ont été sans conséquence sur la presque totalité des habitans de cette vaste cité ; constamment elles ont cédé à l'emploi des moyens les plus simples ; et vous n'avez aucun motif de croire que nous serons plus maltraités que la capitale. N'ayez même pas peur, vous qui entrez dans les prodrômes ou premier degré du Choléra ; car ces prodrômes ne sont de quelque gravité, qu'autant qu'on les néglige ; il est très-facile de les combattre et d'en arrêter la marche, et comme ils existent dans la presque totalité des cas, loin d'être pour ceux qui les éprouvent un sujet d'inquiétude et d'effroi, ils doivent au contraire, être regardés par eux comme des avertissemens de la Providence, au moyen desquels on peut, en quelque sorte à volonté, se mettre à l'abri du mal que l'on redoute. N'ayez pas peur de votre peur, quelqu'extrême qu'elle puisse être, dirons-nous aux gens effrayés ; car à Paris la population tout entière était frappée de terreur, et pourtant, si l'on rapproche le chiffre des victimes de celui des habitans de la capitale, il est certain qu'un petit nombre seulement a été atteint.

Enfin, nous dirons aux habitans de Quimper, n'ayez pas trop de peur, vous qui vivez au milieu de l'épidémie déclarée, car la marche de la maladie nous donne tout-à-fait lieu d'espérer que notre ville ne sera pas trop châtiée. Vingt-une personnes seulement, depuis l'invasion du mal, en ont ressenti les atteintes à domicile ; les progrès de sa période ascendante sont d'une lenteur de bon augure, et déjà, chez quelques malades, on parvient à comprimer le Choléra déclaré, signe auquel nous avons reconnu à l'hôpital que l'influence morbifique commençait à perdre de son intensité primitive. Ajoutons une autre observation, dont les médecins apprécieront toute la valeur ; lorsqu'une maladie meutrière vient à fondre sur un pays, toutes les autres affections morbides ou cessent de se montrer concurremment avec elle, ou en reçoivent une modification particulière et notable ; en sorte que la mort, qui se sert de cette arme insolite pour frapper ses victimes, semble avoir perdu tous ses autres droits. Eh bien ! en ce moment même, à Quimper, il règne un certain nombre de maladies étrangères au Choléra, lesquelles suivent leurs périodes accoutumées, sans paraître aucunement influencées par la cause épidémique.

C'est donc, avec fondement, et en basant nos exhortations sur des données positives et scientifiques, que nous engageons nos lecteurs à se rassurer sur les suites d'un mal, dont le danger est réel, sans doute ; mais dont la portée, grâce au ciel, est infiniment moins étendue que nous n'avions lieu de l'espérer, lorqu'il sévissait avec tant fureur, sur les populations des régions lointaines. (1)

(1) M. le docteur FOLLET, secrétaire de la commission médicale, a eu

Pour résumer les considérations qui précèdent, nous présenterons, sous formes de corollaires, les propositions suivantes :

1.º Le Choléra-Morbus asiatique parait être une affection tout-à-fait différente de la maladie du même nom que l'on connaissait en Europe.

2.º Sa cause productrice est absolument inconnue.

3.º Quelques circonstances de la vie sociale et certaines dispositions individuelles peuvent en devenir des causes prédisposantes.

4.º Cependant, avec de la prudence et en veillant, avec quelque soin, sur sa santé, on peut combattre avec de grandes chances de succès ces conditions désavantageuses.

5.º L'épidémie actuelle n'est nullement contagieuse.

6.º De même que dans toutes les épidémies, là, où le Choléra-Morbus asiatique se manifeste avec quelqu'intensité, la presque totalité de la population éprouve une altération plus ou moins sensible dans sa santé,

---

l'idée de rechercher le chiffre authentique de la mortalité à Quimper, pendant les cinq premiers mois de cette année 1832.

Voici le tableau qu'il nous a communiqué :

Janvier,	31 jours,	41 morts.
Février,	29	45
Mars,	31	39
Avril,	30	27
Mai,	31	41

Ainsi, le mois de mai, où l'épidémie s'est déclarée et où elle a fait dix-huit victimes, compte quatre décès de moins que celui de février, qui pourtant avait deux jours de moins.

laquelle porte principalement sur les organes de la digestion.

7.º Ce trouble, si général des fonctions digectives, qui tient à ce que l'on a justement appelé *l'influence épidémique*, ne présente, par lui-même, aucun danger, et cède d'ordinaire, avec une grande facilité, à l'emploi des moyens les plus simples.

Il ne doit donc causer aucune inquiétude à ceux qui en éprouvent quelque atteinte ;

8.º Contre l'ordinaire des maladies graves, le Choléra-Morbus a pour premier degré ou *prodrômes*, des lésions souvent fort légères des fonctions digectives, auxquelles on est peu porté à donner quelque attention, lorsque l'on n'est pas prévenu des inconvéniens qu'il pourrait y avoir à les négliger.

9.º Les *prodrômes* du Choléra-Morbus, qu'il faut se garder de confondre avec l'*influence épidémique* (Voir ci-dessus le 6.º), ont été observés 99 fois sur 100, chez les cholériques dont on a pu interroger les antécédens ; et comme on est, en général, presque certain de les guérir lorsqu'on les combat de bonne heure, loin, de s'en effrayer, ceux qui les éprouvent doivent les considérer comme des avertissemens utiles, comme un moyen précieux de se mettre à l'abri d'une invasion sérieuse.

10.º Le traitement des *prodrômes* du Choléra est fort simple, il consiste dans l'emploi de la diète, des délayans, des vomitifs, des saignées locales ou générales, des opiacés, des astringens, des sudorifiques, le tout suivant l'état des individus et les indications qui se présentent.

11.º Sans exclure aucun des moyens ci-dessus, ni tels autres qui pourraient être indiqués, nous accordons une préférence marquée aux opiacés d'abord, puis unis aux astringens si les prodrômes persistent, et associés aux sudorifiques.

12.º Nous n'avons aucune espèce de confiance dans les différens préservatifs dont les annonces les plus séduisantes se rencontrent, tout les jours, dans les journaux littéraires ou autres ; et nous croyons sur-tout qu'il faut s'abstenir ou régler l'emploi de ceux dont l'usage ou l'abus peuvent entraîner quelque danger.

13.º Les vrais préservatifs du Choléra-Morbus nous paraissent être une vigilance calme et raisonnable sur sa santé, le soin d'éviter les excès de tout genre et sur-tout les écarts de régime ; l'observation des régles ordinaires de l'hygiène ; enfin la promptitude à employer les moyens recommandés pour combattre les prodrômes ou premier degré du Choléra.

14.º Il n'y a pas lieu à réformer, à l'occasion de l'épidémie actuelle, les habitudes de régime éprouvées. Aucun genre de nourriture ne doit être proscrit d'une manière générale et absolue ; mais il convient de s'assurer de la bonne qualité et de la bonne préparation des alimens dont on se nourrit ; Il importe de rejetter ceux qui seraient détériorés (pommes de terre germées, fruits verts, etc.), et sur-tout de n'en user qu'avec modération, en ayant égard, d'ailleurs, à la manière d'être de chacun et à l'état actuel de sa santé.

15.º Enfin, la raison, l'observation, l'expérience médicale, les données de la statistique ; tout se réunit pour démontrer qu'une maladie dont on peut prévoir et combattre presque infailliblement les approches, ne peut, en aucune manière, justifier l'effroi hors de toute mesure que le Choléra-Morbus inspire encore à quelques personnes.

Nous terminons ici ce que nous avions à dire sur l'Epidémie régnante. Les mêmes raisons qui nous ont détournés de nous étendre sur les symptômes et le traitement du Choléra confirmé, nous condamnent à la plus grande réserve à l'égard *de la période de réaction.* Avertissons seulement le Public et les Médecins qui n'ont pas encore eu occasion d'observer cette singulière Maladie, qu'à l'époque dont nous parlons, il n'est pas rare de voir tous les symptômes cholériques disparaître. Ils sont alors remplacés par les caractères propres aux affections consécutives qui signalent si communément cette période. Le praticien ne saurait apporter trop d'attention à saisir, pour ainsi dire au passage, des transformations dont le danger, quelquefois, n'est pas moindre que celui de l'affection primitive. Rien de plus important que de les combattre au moment même où s'établit le nouveau travail pathologique. Tous les ouvrages qui traitent du Choléra-Morbus ont parlé de ces conversions, les désignant sous le nom de congestions, d'inflammations consécutives, etc.; mais peut-être n'ont-ils pas fait assez ressortir le changement quelquefois total de *physionomie,* qu'on nous passe cette expression, que présente la maladie parvenue à cette phase deutéropathique. Nous croyons qu'un médecin qui arriverait alors pour la première fois près du lit d'un cholérique, serait fort exposé à se méprendre

sur son état, et pourrait douter de la réalité de l'affection primitive.

Relativement à *la convalescence*, nous nous bornerons à
dire que si, à Quimper, nous l'avons jusqu'ici presque
toujours trouvée franche et rapide, il n'en a pas été ainsi
à Paris, à Vienne, etc. où elle s'est montrée généralement longue, difficile, sujette à des rechûtes dangereuses.
Nous n'oserions nous flatter d'être constamment favorisés
par la suite ; mais, en tout état de cause, il faut que le
Public sache que la lenteur du retour à une santé complète
n'est nullement en rapport direct avec l'intensité de l'attaque ; que souvent des choléras légers, arrêtés au début,
ont été suivis d'un état de malaise et de souffrance qui se
prolongeait indéfiniment ; que, par conséquent, le cas
échéant, on doit s'armer de patience, et sur-tout suivre
avec calme et docilité les avis de l'homme de l'art auquel on a donné sa confiance.